HIPNOSIS DE

CW00571168

Meditación guiada para vencer el insomnio y reducir la ansiedad para un sueño tranquilo: Dormir al instante y despertar lleno de energía + afirmaciones positivas para los adultos estresados

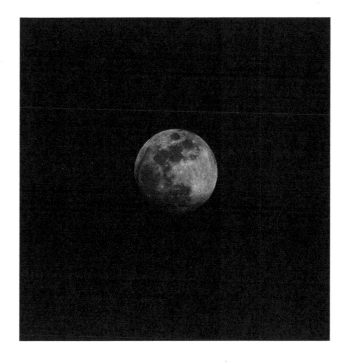

Por Elliott J. Power

CONTENIDO

Gracias de nuevo por elegir este libro, asegúrate de dejar una pequeña reseña en Audible si lo disfrutas. Me encantaría conocer tus opiniones

INTRODUCCIÓN

La hipnosis es una técnica que se utiliza más comúnmente en la psicoterapia para tratar diferentes trastornos y hábitos. Por ejemplo, los fumadores tal vez recurrirían a la hipnosis para ayudarse a romper sus hábitos de fumar.

A veces se piensa que la hipnosis para el sueño profundo es la autohipnosis, en la que se aprende a hipnotizarse para dormir. En realidad, la hipnosis de sueño profundo implica ser guiado por un hipnotizador para usar la "inducción hipnótica" en un estado de relajación. En tal condición, se dice que la gente es sensible a las sugerencias del hipnotizador, en este caso, con respecto a los pensamientos y el comportamiento alrededor del sueño.

La mayor parte del debate sobre los supuestos beneficios de la hipnosis de sueño profundo se centra en si es capaz de resolver los factores psicológicos y de comportamiento implicados en el tratamiento del trastorno del sueño.

El sueño, la hipnosis y la terapia cognitiva conductual

Dado el uso común de los enfoques basados en la hipnosis para varios temas, los investigadores han teorizado que la hipnosis del sueño sólo puede tener éxito cuando se incorpora a un enfoque cognitivo-conductual más amplio (Morin et al., 2006).

No obstante, no hay ninguna investigación científica que sugiera que la hipnosis puede mejorar el sueño, ya sea sola o en combinación con la terapia cognitivo-conductual. Esta última sería particularmente difícil de determinar, ya que la TCC emplea una amplia variedad de estrategias, lo que hace difícil atribuir cualquier mejora exclusivamente a la hipnosis.

El curso Sleepio, centrado en enfoques cognitivos y conductuales, integra los mejores métodos basados en la evidencia, incluyendo entrenamiento autogénico y de imágenes que comparte algunas de las características de la hipnosis.

Autohipnosis para el sueño profundo Como con otras terapias cara a cara, la mayoría de la gente no podrá acceder a la hipnosis, ¡sobre todo en mitad de la noche cuando no consiguen volver a dormir! Sin embargo, la ventaja de los enfoques cognitivo-conductuales es que la gente puede ponerlos en práctica en cualquier momento y en cualquier momento después de haberlos aprendido.

Los usuarios también pueden considerar las pistas de audio de relajación utilizadas con muchos enfoques cognitivo-conductuales. Cuando se aprenden nuevas estrategias, estas pistas de relajación pueden ser particularmente útiles.

¿Qué es la hipnosis del sueño?

La hipnosis del sueño implica escuchar sugerencias verbales de un hipnoterapeuta que a través del poder de la sugestión te lleva a un estado de trance. Los hipnoterapeutas utilizan varios enfoques para inducir la relajación, como la atención enfocada y las imágenes guiadas. Alguien que está siendo hipnotizado puede escuchar frases como "relájate" "tranquilo", "profundo" y "suelta" Estas palabras están pensadas para animar a alguien a dormir.

¿Funciona?

La hipnoterapia puede funcionar mejor para algunas personas que para otras, dependiendo de cuán "sugestionables" sean, lo que significa que creen que la práctica funcionará. Las investigaciones muestran que alrededor de una cuarta parte de las personas son realmente resistentes a ser hipnotizadas. Otros trabajos muestran que para lograr algún beneficio, la hipnosis del sueño puede necesitar ser combinada con la terapia cognitiva-conductual. Por lo tanto, la hipnosis puede no ser la opción más exitosa como tratamiento independiente para los problemas de sueño.

¿Qué puedes hacer en su lugar?

Si está buscando nuevos enfoques para dormir mejor por la noche, prueba la terapia cognitivo-conductual (TCC), que consiste en observar los patrones que afectan a tu rutina de sueño.

También son importantes otras técnicas de relajación, como la meditación, la relajación muscular progresiva y los ejercicios de respiración. Escuchar música relajante antes de acostarse también te ayudará a dormir más fácilmente, a dormir más tiempo y a despertarte menos durante la noche.

Si bien la hipnosis de sueño profundo se considera generalmente segura, y como ayuda complementaria para el sueño puede tener beneficios leves para ciertas personas, hay formas más eficientes de obtener el sueño que necesita. Habla con tu médico para averiguar qué técnica sería de mayor beneficio para ti.

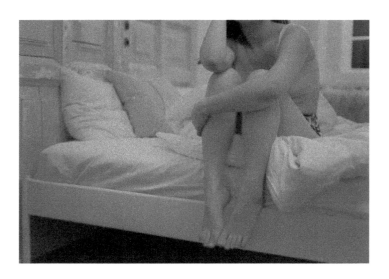

CAPÍTULO 1
COMPRENDIENDO EL SUEÑO

Dormir es una parte importante de su rutina diaria - pasas alrededor de un tercio del tiempo durmiendo. Un sueño de calidad, y tener suficiente en el momento adecuado, es tan importante para la supervivencia como el agua y la comida. No se pueden formar o mantener las vías del cerebro sin dormir que le permitan aprender y crear nuevos recuerdos, por lo que es más difícil concentrarse rápidamente y reaccionar.

Para varias funciones cerebrales, el sueño es fundamental, incluyendo la forma en que las células nerviosas (neuronas) interactúan entre sí. Mientras duermes, tu cerebro y tu cuerpo permanecen notablemente activos. Estudios recientes muestran que el sueño juega un papel en la función cerebral que elimina las toxinas que se acumulan en el cerebro cuando estás despierto.

Todo el mundo necesita dormir, sin embargo, su propósito biológico sigue siendo un misterio. El sueño afecta a casi todas las formas de tejidos y sistemas del cuerpo, desde el cerebro, el corazón y los pulmones hasta la función inmunológica, el metabolismo, el estado de ánimo y la resistencia a las enfermedades. Las pruebas sugieren que la deficiencia crónica de sueño o la calidad inadecuada del mismo aumenta el riesgo de afecciones como la hipertensión arterial, la diabetes, la depresión, las enfermedades cardiovasculares y la obesidad.

El sueño es un proceso dinámico y complejo y los científicos están empezando a entender cómo afecta al cuerpo. Esta guía explica cómo se controlan las necesidades de sueño y lo que sucede en el cerebro durante el sueño.

ANATOMÍA DEL SUEÑO

El sueño involucra muchas estructuras dentro del cerebro.

El hipotálamo, una estructura del tamaño de un cacahuete en lo profundo del cerebro, contiene grupos de células nerviosas que funcionan como centros de control que afectan al sueño y a la estimulación en el cerebro. El núcleo supraquiasmático (NCS) está dentro del hipotálamo, que es un grupo de miles de células que obtienen información directamente de los ojos sobre la intensidad de la luz y regulan el ritmo del comportamiento. Algunos individuos con daños en el NCS duermen de forma errática durante el día porque no pueden alinear el ciclo luz-oscuridad con sus ritmos circadianos. La mayoría de los ciegos pueden percibir la luz y pueden alterar o cambiar su ciclo de sueño/vigilia.

El tronco cerebral interactúa con el hipotálamo en la base del cerebro, para regular las transiciones entre la vigilia y el sueño. (El tronco cerebral contiene estructuras llamadas médula, puente de Varolio y cerebro medio.) Las células promotoras del sueño dentro del hipotálamo y el tronco cerebral producen una sustancia química cerebral llamada GABA que disminuye la activación de los centros de excitación del hipotálamo y del tronco cerebral. Además, el tronco cerebral (especialmente la médula y los protuberancias) juega un papel especial en el sueño REM; envía señales para relajar los músculos que son necesarios para la postura del cuerpo y los movimientos de las extremidades, para que no actuemos nuestros sueños.

El tálamo sirve de vía a la corteza cerebral para la información de los sentidos (el área del cerebro que interpreta y procesa la información de la memoria a corto y largo plazo). El tálamo está inactivo durante la mayoría de los períodos de sueño, ayudándole a bloquear el mundo exterior. Pero el tálamo está activo durante el sueño REM, enviando a la corteza imágenes, sonidos y otras sensaciones que colman nuestros sueños.

La glándula pineal, situada entre los dos hemisferios del cerebro, recibe las señales del SCN y aumenta la producción de melatonina, lo que le ayuda a dormir una vez que se oscurece. Los científicos asumen que los picos y los bajos de melatonina a lo largo del tiempo son importantes para ajustar el ritmo circadiano del cuerpo al ciclo externo de luz y oscuridad.

Cerca de la parte frontal y la base del cerebro, el cerebro anterior también promueve el sueño y la vigilia, mientras que una porción del cerebro medio funciona como un mecanismo de excitación. La liberación de adenosina de las células del cerebro anterior basal (un subproducto químico del consumo de energía celular) ayudará a su ciclo de sueño. La cafeína contrarresta la somnolencia bloqueando las acciones de la adenosina.

Durante el sueño REM, la amígdala, una estructura en forma de almendra involucrada en la regulación de las emociones, se vuelve más activa.

FASES DEL SUEÑO

Hay dos tipos de sueño, el "REM" conocido como el movimiento ocular rápido, y el sueño no REM (que tiene 3 etapas diferentes). Cada uno está relacionado con diferentes ondas cerebrales y la actividad de las neuronas. Durante una noche típica, se pasa por todas las etapas del sueño no-REM y REM, con ciclos progresivamente más largos y profundos de REM que ocurren hacia la mañana.

Fase 1 - El sueño no REM es la transición de la vigilia al sueño. Durante este breve período de sueño bastante ligero (que dura unos pocos minutos) de sueño relativamente ligero, la respiración, los latidos de su corazón y los movimientos de sus ojos son lentos, y sus músculos se relajan con ocasionales sacudidas. Las ondas cerebrales comienzan a disminuir sus patrones de vigilia diurna.

Fase 2 - El sueño no REM es una duración del sueño ligero antes de entrar en un sueño más profundo. Los latidos del corazón y la respiración son lentos, y los músculos se relajan aún más. La temperatura corporal baja y los movimientos oculares se detienen. El flujo de las ondas cerebrales se ralentiza pero se caracteriza por breves ráfagas de actividad eléctrica.

Fase 3 - El sueño no REM es el período de sueño profundo que necesitas por la mañana para sentirte renovado. Ocurre en períodos más largos durante la primera mitad de la noche. Durante el sueño, los latidos del corazón y la respiración caen a sus niveles más bajos. Tus músculos están relajados, y despertar puede ser difícil. Las ondas cerebrales son cada vez más lentas.

El sueño REM se produce primero unos noventa minutos después de dormirse. Detrás de los párpados cerrados, los ojos se mueven rápidamente de un lado a otro. La actividad de frecuencia mixta en el cerebro es similar a la que se observa en la vigilia. La respiración es más rápida y errática, aumentando el ritmo cardíaco y la presión arterial a niveles cercanos a los de la vigilia. La mayor parte de tus sueños tienen lugar durante el sueño REM, aunque algunos también pueden ocurrir en el sueño no REM. Los músculos de sus brazos y piernas están parcialmente paralizados, lo que te impide continuar con tus sueños. A medida que envejeces, pasas menos tiempo en el sueño REM. La consolidación de la memoria se produce tanto durante el sueño no REM como durante el REM.

MECANISMOS DE SUEÑO

Dos mecanismos biológicos internos, la homeostasis y los ritmos circadianos, operan juntos para regular cuando estás dormido y despierto.

Los ritmos circadianos dirigen una amplia gama de funciones, desde las fluctuaciones regulares de excitación hasta la temperatura corporal, el metabolismo y la liberación de hormonas. Regulan el tiempo de sueño y hacen que te sientas cansado por la noche, y tu tendencia a despertarte sin una alarma por la mañana. La mayoría de los ritmos circadianos están regulados por el reloj biológico de tu cuerpo, que se basa en un día de 24 horas. Los ritmos circadianos se sincronizan con los cambios ambientales (luz, temperatura) en relación con la hora real del día, pero se producen incluso en ausencia de cualquier estímulo externo.

La homeostasis del sueño-vigilia lleva la cuenta de su necesidad de dormir. La unidad homeostática del sueño incita al cuerpo a dormir después de un tiempo y controla la duración del sueño. Este impulso de sueño se hace más fuerte cada hora que estás despierto, y después de un período de privación de sueño, duermes durante más tiempo y más profundamente.

Las condiciones médicas, los medicamentos, el estrés, el entorno de sueño y lo que come y bebe son factores que afectan a sus necesidades de sueño y vigilia. La sensibilidad a la luz es quizás la mayor influencia. Las células especializadas de las retinas de los ojos procesan la luz y le dicen al cerebro si es de día o de noche, y pueden retrasar o avanzar nuestro ciclo de sueño-vigilia. La exposición a la luz dificultará el sueño, y cuando se despierte, volverá a dormirse.

Los trabajadores del turno de noche suelen tener dificultades para dormir cuando se van a la cama, y a menudo tienen problemas para mantenerse despiertos en el trabajo porque su ritmo circadiano normal y su patrón de sueño-vigilia se ven alterados. Los ritmos circadianos no están sincronizados con la hora del día ya que la gente viaja a otra zona horaria y causa jet lag, causando un desajuste entre su reloj interno y el reloj real.

¿Cuánto sueño necesitas?

La necesidad de dormir y los hábitos de sueño cambian a medida que se envejece, pero esto varía considerablemente entre individuos de la misma edad. No hay ninguna "hora de sueño" en particular que funcione para todos los de la misma edad. Inicialmente, los bebés duermen hasta 16 a 18 horas al día, lo que puede impulsar el crecimiento y el desarrollo (especialmente del cerebro). En promedio, los niños y adolescentes en edad escolar requieren alrededor de 9,5 horas de sueño por noche. La mayoría de los adultos necesitan de 7 a 9 horas de sueño por noche, pero después de los 60 años, el sueño nocturno parece ser más corto, más liviano e interrumpido por múltiples despertares.

Por lo general, las personas duermen menos de lo necesario debido a las largas horas de trabajo y a la disponibilidad de actividades las 24 horas del día.

La gente cree que puede "recuperar" el sueño perdido durante el fin de semana, pero puede que no sea suficiente para dormir más tiempo los fines de semana, dependiendo de la falta de sueño que tengan.

Soñar

Todo el mundo sueña. Cada noche, pasas cerca de 2 horas soñando pero no recuerdas muchos de tus sueños. No se conoce su propósito exacto, pero soñar puede ayudarte a procesar tus emociones. Los eventos diarios a menudo interrumpen tus pensamientos durante el sueño, y las personas con estrés o ansiedad son más propensas a tener sueños aterradores. Los sueños pueden sentirse en todas las etapas del sueño, pero durante el sueño REM suelen ser los más vívidos. Algunas personas sueñan en colores, mientras que otras simplemente recuerdan sueños en blanco y negro.

EL PAPEL DE LOS GENES Y LOS NEUROTRANSMISORES

Señales químicas para dormir

Los grupos de neuronas promotoras del sueño se vuelven más activos en muchas áreas del cerebro cuando nos vamos a la cama. Las sustancias químicas de señalización nerviosa llamadas neurotransmisores pueden "apagar" o inhibir la actividad de las células de señalización de excitación. El GABA está relacionado con el sueño, la relajación de los músculos y la calma. La norepinefrina y la orexina (también conocida como hipocretina) mantienen activas ciertas partes del cerebro cuando estamos despiertos. Otros neurotransmisores que dan forma al sueño y a la vigilia incluyen la adrenalina, el cortisol, la acetilcolina, la histamina y la serotonina.

Los genes y el sueño

Los genes juegan un papel importante en la cantidad de sueño que necesitamos. Los científicos han identificado muchos genes que participan en el sueño y en los trastornos del sueño, incluyendo genes que regulan la excitabilidad de las neuronas, y genes "de reloj" como Per, Tim y Cry que afectan nuestros ritmos circadianos y el tiempo de sueño. Los estudios de las conexiones de todo el genoma han identificado ubicaciones en varios cromosomas, que aumentan nuestra vulnerabilidad a los trastornos del sueño. Sin embargo, se han identificado varios genes para estos trastornos del sueño, como un trastorno familiar avanzado de la fase de sueño, el síndrome de las piernas inquietas y la narcolepsia.

Algunos de los genes que se encuentran en la corteza cerebral y en otras áreas del cerebro cambian sus niveles de expresión durante el sueño y la excitación. Numerosos modelos genéticos, como el gusano, el pez cebra y la mosca de la fruta, están ayudando a los científicos a identificar los mecanismos moleculares y las variantes genéticas de los trastornos del sueño y del sueño normal. La realización de más estudios permitiría comprender mejor los patrones de sueño heredados y los riesgos de los trastornos del sueño del ritmo circadiano.

Estudios del sueño

Tu proveedor de atención médica puede sugerirte que diagnostiques un trastorno del sueño mediante un polisomnograma u otra prueba. Normalmente, un polisomnograma incluye pasar la noche en un laboratorio del sueño o en un centro del sueño. Registra tu respiración, los movimientos de los ojos y las extremidades, los niveles de oxígeno, la frecuencia cardíaca y las ondas cerebrales durante la noche. Tu sueño también es grabado en audio y video. Los datos ayudarán a un especialista del sueño a determinar si estás pasando por las diferentes etapas del sueño en un patrón normal. Los resultados pueden utilizarse para diseñar un plan de tratamiento o para decidir si es necesario realizar más investigaciones.

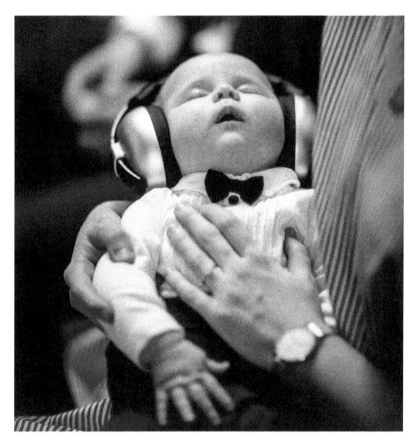

CAPÍTULO 2
DORMIR MÁS RÁPIDAMENTE

P asas más tiempo tratando de dormirte en vez de hacerlo? No estás solo.

Intentarlo demasiado puede causar (o continuar) un ciclo de energía ansiosa y angustiosa que mantiene nuestra mente activa.

Si tu mente no puede dormir, entonces es muy difícil para tu cuerpo seguirla. Pero hay trucos que puedes usar para activar el interruptor y guiar a tu cuerpo a un modo de dormir.

Algunas de las técnicas no convencionales que los expertos en sueño han descubierto para inducir la relajación dependen de nuestra biología y psicología.

Aquí hay algunas estrategias creativas pero simples que puedes intentar para dormir más rápido y dormir mejor cada noche. Por supuesto, no sustituyen las recomendaciones médicas de tu doctor, y si tienes problemas serios de sueño, también puedes consultar a un experto médico en este campo. Guarda esta página y prueba estos consejos, y te sorprenderá saber que pueden marcar una gran diferencia entre una noche de inquietud y una de dulces sueños.

OCHO FORMAS PARA QUEDARSE DORMIDO RÁPIDAMENTE

Respira con tu mente.

Los patrones de respiración juegan un papel vital en nuestro sistema nervioso automático, que regula la tensión muscular, el ritmo cardíaco, la motivación y otras fases de relajación o excitación. Mientras que las respiraciones rápidas y poco profundas pueden crear una sensación de ansiedad, las respiraciones largas y lentas pueden ser tranquilizadoras.

Una técnica a probar es el método 4-7-8 del Dr. Andrew Weil. El proceso es bastante fácil. Aquí está cómo hacerlo:

- Durante el ejercicio (inhalación y exhalación), coloca la punta de la lengua contra la orilla detrás de los dientes superiores.

- Exhala profundamente, haciendo un sonido de "silbido" por la boca.

- 4: Cierre la boca ahora, e inhala por la nariz hasta la cuenta de 4

- 7: Aguanta la respiración durante 7 cuentas.

- 8: Exhala lentamente por la boca hasta la cuenta de 8, haciendo un sonido "silbante" (frunce los labios si te parece difícil).

El Dr. Weil sugiere que practiques este método sentándote derecho antes de intentar acostarte y repitiendo el ciclo cuatro veces mientras te acostumbras.

1. Consigue un colchón con la firmeza adecuada.

No hay una "talla única" para la firmeza del colchón.

Diferentes individuos dormirán mejor en varios niveles de firmeza o suavidad de un colchón, dependiendo de la posición de sueño, la dinámica del cuerpo, la edad, el nivel de actividad y otros factores. Si deseas una buena noche de descanso, el mejor colchón es el que se adapta a tu tipo de cuerpo y a tu estilo de dormir.

Amerisleep ofrece cinco tipos de colchones diferentes. El AS1 es el colchón más sólido, ideal para los que duermen de espaldas y con el estómago, que desean una sensación más firme. El AS5 es el colchón más suave, adecuado para los que duermen de lado y los que duermen en combinación, que ejercen más presión sobre los hombros y las caderas.

¿Buscas algo intermedio? El AS3 es el equilibrio ideal, firme y suave, que protege tu cuerpo sin importar la posición en la que duermas. El AS3 es también una buena elección para parejas con una preferencia ligeramente diferente por la firmeza.

Finalmente, decidimos asegurarnos de que nuestros clientes pudieran comprobar nuestros colchones libres de riesgos. Por eso ofrecemos una prueba de sueño de 100 noches. Utiliza cualquiera de nuestros colchones durante 100 noches en tu propia casa, y si decides que no es para ti, puedes cambiarlo por un colchón más firme o más suave, o devolver el producto.

2. Vamos, hombre de las cavernas.

En un momento dado, las noches solían ser oscuras y frías antes de la invención de los teléfonos inteligentes. Y sorpresa, la ciencia moderna encuentra que las temperaturas frías, así como la oscuridad total, son perfectas para dormir. Según el Dr. Jade Wu, circadiano e investigador del sueño de la Universidad de Duke, la luz artificial y la iluminación de los aparatos electrónicos pueden interrumpir nuestros relojes biológicos y alterar la calidad de nuestro sueño. "Mantener tu dormitorio libre de ruido y de luz artificial no sólo mantendrá un buen y oscuro espacio para dormir, sino que también enseñará a tu cerebro que tu caverna de sueño es sólo para dormir, no para los medios sociales, y otras cosas que mantienen nuestras mentes activas". Esto entrena a tu cerebro para que se relaje automáticamente cuando te acuestas.

Prepara tu dormitorio como una cueva en una noche prehistórica. A la hora de dormir, no debe estar encendida la televisión, los ordenadores, las tabletas o los teléfonos inteligentes. Puedes usar persianas de oscurecimiento o una máscara de ojos si no hay una oscuridad absoluta en tu habitación.

Empieza a atenuar las luces al menos treinta minutos antes de que quieras dormir para que puedas decirle a tu cuerpo que es hora de dormir. Mejor aún, cambia las lámparas a luces de colores más oscuros y cálidos y usa aplicaciones informáticas como f.lux para reducir el efecto de la luz.

3. Tranquilízate.

¿Recuerdas cómo una oficina fría parece hacerte sentir listo para una siesta? Los investigadores han descubierto que las temperaturas más frescas suelen ayudarnos a dormir más profundamente y a dormir más rápido. Además, nada se siente tan maravilloso como estar acurrucado en una habitación fría con mantas calientes.

¿Por qué funciona esto? A medida que nuestros ritmos circadianos se acercan al período de sueño, nuestra temperatura corporal disminuye ligeramente, de forma natural, y se mantiene más baja hasta unas horas antes de despertar.

Un estudio australiano reveló que los insomnes generalmente parecían tener temperaturas corporales más altas. Aquellos con insomnio de inicio del sueño (dificultad para dormirse) parecen permanecer más calientes más tarde en la noche, lo que puede ser la causa de su incapacidad para dormirse. La buena noticia es que podrán volver a un ciclo de temperatura corporal regular y dormirse más rápido si cambian sus relojes biológicos utilizando la exposición a la luz brillante por la mañana.

Aunque algunas personas prefieren que durante el día haga más calor o más frío, no hay una temperatura única para todos para un sueño perfecto, así que prepárate para experimentar. Prueba con 65 grados si quieres que un número se duerma fácilmente en cinco minutos o menos. No será el único ingrediente necesario, pero será un buen comienzo.

Una forma de hacer frente a este ciclo es relajarse en un baño caliente unos 30 minutos antes de acostarse, esto intensifica aún más la disminución de la temperatura y posiblemente mejore el sueño profundo. También puedes intentar dormir sin ropa de noche, ya que la ropa puede suprimir el proceso natural de igualar la temperatura corporal mientras descansas.

4. Dormir con alta tecnología.

Mientras que las luces y los aparatos tecnológicos pueden ser ladrones de sueño, los desarrollos modernos a menudo tienen beneficios para el sueño. Los materiales de alta tecnología y las camas personalizables ayudarán a aumentar la comodidad y te ayudarán a dormir más rápidamente.

Las camas ajustables también te permiten ajustar la parte superior del cuerpo y el ángulo de las piernas. Puede ser particularmente útil para las personas con afecciones como dolor de espalda o hinchazón, ya que estos cambios posturales pueden reducir las molestias en la espalda y fomentar la circulación para mejorar la comodidad. El reflujo ácido todavía mantiene a muchas personas despiertas y puede hacer una gran diferencia si la parte superior del cuerpo se eleva.

5. Engañar a tu cerebro.

¿Sabes con qué frecuencia reacciona tu cerebro cuando quieres hacer algo, pero hace lo contrario? Resulta que el principio de intención paradójica (similar a la psicología inversa, sin el engaño) también puede ser útil para el sueño.

Un estudio escocés descubrió que el uso terapéutico de la intención paradójica (es decir, no intentar intencionadamente quedarse dormido mientras se está en la cama) dio como resultado una disminución del esfuerzo para dormir y de la ansiedad insomne en comparación con no hacer nada. Además, un estudio similar determinó que el aumento de los intentos de dormirse contribuyó a una peor calidad del sueño.

En lugar de pensar en tratar de dormir, dite a ti mismo que estás tratando de mantenerte despierto por un par de minutos. Cuando tu mente está en una habitación oscura y tranquila, también puedes elegir escuchar un audiolibro de bajo volumen o un podcast o imaginarte cosas tranquilizantes en tu mente para concentrarte en dormir solo.

6. Soñar despierto con un propósito.

La meditación o los pensamientos no deseados pueden jugar un gran papel para muchas personas que luchan por dormirse. En lugar de quedarse dormido en silencio, la mente repasa los acontecimientos del día, los recuerdos dolorosos de años pasados, o la lista de cosas por hacer de mañana.

Una forma de romper el ciclo de reflexión o de aclarar los pensamientos no deseados antes de irse a la cama es practicar, soñar despierto, visualizar o imaginar. Hay algunas maneras de hacer esto:

- Sólo visualiza una escena relajante en tu mente, imagínala y explórala en profundidad - puede ser una playa serena o un bosque tranquilo.

- Alternativamente, puedes visualizarte haciendo algo positivo, pero repetitivo, como tirar tiros libres de baloncesto.

Puede sonar extraño; sin embargo, si te concentras efectivamente en ello, soñar despierto con escenas tranquilizantes también te ayudará a tranquilizar tu mente. Comprende que durante la visualización cuando tu mente deambula, está bien. Sólo devuelve tu atención a la situación, suavemente y sin juzgar. Para ver qué es lo que mejor funciona para ti, revisa varios enfoques y pistas de audio. A menudo, la visualización puede ser un útil alivio del estrés del mediodía que hay que tener en cuenta.

También te ayuda a dejar atrás problemas futuros y pasados y a vivir el presente, que también puede ser justo lo que la gente necesita para relajar sus mentes y terminar durmiendo mejor.

7. Comer carbohidratos por la noche.

Este consejo necesitará ser preparado, un estudio descubrió que comer carbohidratos cuatro horas antes de ir a la cama ayudaba a la gente a dormirse rápidamente y a dormir mejor. La investigación también examinó los carbohidratos simples, que pueden ser digeridos fácil y rápidamente. Estos incluyen productos como el arroz blanco, pan blanco y pasta, y papas (así como alimentos azucarados). Curiosamente, un estudio japonés encontró que sólo el arroz beneficia el sueño y no el pan o los fideos. Además, si quieres evitar los carbohidratos, al menos comer una porción para la cena puede ser muy útil para tu sueño.

La clave aquí es mantener las cenas pequeñas y simples, para que no te molestes con la indigestión más tarde. En el estudio, comer carbohidratos cuatro horas antes de dormir fue más efectivo que una hora antes, lo que significa que podría ser útil para planificar tus cenas. Las comidas picantes pueden tener un efecto perjudicial en su capacidad para dormirse rápidamente, así que también hay que tenerlo en cuenta.

Si tienes problemas para dormir con regularidad, también puede ser útil leer sobre los fundamentos de las buenas prácticas de sueño y cómo preparar tu dormitorio para el éxito. Mejor aún, consulta a un especialista en medicina conductual del sueño si, incluso con estas mejoras en el estilo de vida, el trastorno del sueño no parece mejorar.

CAPÍTULO 3

REDUCIR LA ANSIEDAD

S i sufre de ansiedad y desorden del sueño... Revisa estos seis consejos para mejorar los problemas de sueño y controlar la ansiedad

Si experimentas estrés en tu vida, puede que te cueste trabajo dormirte o mantenerte dormido por la noche. Tus preocupaciones y sus problemas impedirán que tu cerebro se calme, y es probable que la falta de sueño te deje ansioso al día siguiente.

La interrupción del sueño es una característica típica de los problemas de salud mental, y la ansiedad no es una excepción. Es posible que no sea necesario que se te diagnostique un trastorno de ansiedad para que experimentes el efecto que el estrés y las preocupaciones pueden tener sobre tus hábitos de sueño. Alrededor de 40 millones de estadounidenses afirman que tienen un trastorno del sueño a largo plazo, y muchos otros tienen una alteración intermitente del sueño. El setenta por ciento de los adultos informan tener factores de estrés diarios, por lo que tiene sentido que los estadounidenses informen que duermen menos en promedio que en décadas anteriores.

¿Qué es más importante?

¿Qué es más importante, la ansiedad o la alteración del sueño? Los estudios encontraron que la relación entre la ansiedad y los trastornos del sueño es bidireccional. Esto significa que los trastornos del sueño pueden causar ansiedad, y la ansiedad puede interferir con el sueño. Al igual que la ansiedad, los problemas de sueño pueden afectar el funcionamiento emocional, físico y mental.

Dado que el sueño y la ansiedad tienen una conexión tan fuerte, cuando acudas a tu médico es importante que hables de todo esto. Además de la ansiedad, los trastornos del sueño pueden ponerle en mayor riesgo de faltar al trabajo o a la escuela, de sufrir lesiones y de desarrollar problemas de salud como ataques cardíacos, hipertensión, accidentes cerebrovasculares y diabetes, entre otros. Cuando se está tratando el insomnio crónico, es importante compartir cualquier pregunta que tenga sobre cómo la ansiedad afecta tu vida diaria. Es poco probable que abordar los problemas de sueño sin tomar medidas para controlar la ansiedad y el aumento del estrés tenga un impacto significativo.

Opciones de tratamiento

Si hablas de tus problemas de sueño con tu médico, éste puede remitirte a una clínica de sueño para que obtengas más información. Los profesionales de la salud mental también pueden tratar los trastornos del sueño, y pueden ayudarte a desarrollar un plan de acción para el sueño. Los profesionales suelen recetar medicamentos, asesoramiento o una combinación de ambos para ayudar a tratar la ansiedad con los trastornos del sueño. La terapia cognitivo-conductual (TCC) es un tipo de psicoterapia basada en la evidencia que puede ayudarte a superar tu pensamiento ansioso. Los médicos o terapeutas también pueden recetar tranquilizantes como tratamiento para relajar tu mente perturbada.

CONSEJOS PARA SUPERAR LA ANSIEDAD Y CONSEGUIR UNA MEJOR NOCHE DE SUEÑO

Las personas que sufren de trastornos de ansiedad tienen dificultades para dormir. Eso es un problema. La falta de sueño afecta el estado de ánimo, lo que a menudo conduce a la irritabilidad y la depresión. En las diferentes etapas del sueño se producen funciones esenciales que te dejan con una sensación de frescura y energía, o que te ayudan a entender y a forjar recuerdos. El sueño suele mejorar después del diagnóstico de un trastorno de ansiedad. A continuación se presentan algunos pasos:

- Acuéstate y levántate a la misma hora todos los días, incluso los fines de semana.

- La luz del día ayuda a establecer los patrones de sueño, así que intenta estar al aire libre mientras haya luz durante treinta minutos al día.

- Haz ejercicio regularmente (no demasiado cerca de la hora de dormir). Un entrenamiento por la tarde es perfecto.

- Haz siestas cortas - menos de una hora - y luego olvídate de la siesta después de las 3 p.m.

- Evita la cafeína (que se encuentra en el café, el chocolate, muchos tés y muchos refrescos), que puede tardar hasta 8 horas en desaparecer. Cuando tengas ataques de pánico, es posible que tengas que evitar la cafeína por completo; muchas personas que tienen ataques de pánico son especialmente susceptibles a la cafeína.

- Revisa la medicación de tu médico para ver si estás tomando algún estimulante que sea el principal culpable de que la gente esté despierta por la noche. A veces, los medicamentos pueden cambiarse.

- Evita el alcohol, los alimentos que inducen a la acidez estomacal, las comidas abundantes y el consumo de líquidos en abundancia varias horas antes de acostarse.

- Deja de fumar, ya que el fumar causa muchos problemas de salud, incluyendo la falta de sueño.

- Mantén tu habitación oscura, fresca y tranquila, sin distracciones como una computadora o un televisor. Evita leer en la cama con un aparato electrónico; la luz de la pantalla puede engañar a tu cerebro para que piense que es de día. Si te sientes incómodo con tu colchón, cámbialo.

- Leer, escuchar música, un baño caliente o un ejercicio de respiración profunda antes de acostarse te ayudará a dormir.

- Si no puedes dormirte a los 20 minutos de ir a la cama (o si te despiertas y no puedes volver a dormirte en 20 minutos), sal de la cama y haz algo relajante hasta que te dé sueño.

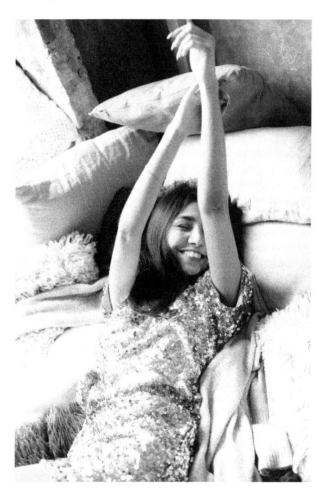

CAPÍTULO 4
CALMAR LA MENTE Y EL CUERPO

Después de que se desencadena la respuesta al estrés, una ráfaga de actividad física -por ejemplo, alejarse corriendo de un autobús que se aproxima- ayuda a reducir las hormonas del estrés como pretende la naturaleza.

Pero no se necesita una amenaza física inmediata para usar el ejercicio como un medio para reducir el estrés cada día. Esto ayuda a aliviar el estrés muscular acumulado. Algunas actividades, como el tai chi, el qigong, el yoga y los ejercicios rítmicos y repetitivos, como caminar, nadar, correr, remar y montar en bicicleta, provocan una respuesta de relajación. Todo esto es particularmente útil si lo haces regularmente.

Para mejorar las recompensas de alivio del estrés que provienen de la actividad física, ayuda a aumentar tu conciencia - cómo te sientes, el ambiente, etc. - durante el ejercicio. Un pequeño cambio de enfoque te hará sentir más tranquilo y concentrado. Este enfoque es efectivo durante el entrenamiento con pesas, así como cuando estás en una caminata por la naturaleza. Al dar cada paso, o al levantar y bajar el peso, coordina tu respiración con los movimientos, prestando atención a las sensaciones de tu cuerpo.

Cuando comiences una actividad, respira rítmicamente. Si tienes una palabra de enfoque, oración o frase que usas cuando meditas, úsala ahora mientras respiras. Cuando los pensamientos inquietantes interrumpen, aleja tu mente y concéntrate en la respiración y el movimiento.

La receta para un paseo consciente

Una caminata consciente es un ejemplo perfecto de un ejercicio relajante. Toma nota de los movimientos del cuerpo mientras te mueves y respira rítmicamente. ¿Qué se siente cuando la respiración entra y sale de la boca?

Expande tu conciencia lentamente a los olores y vistas a tu alrededor. Observa la hierba recién cortada, los árboles, las hojas caídas, las flores, las nubes grises o el sol. ¿Cómo se siente el aire exterior contra tu cuerpo? ¿Cómo suena y se siente la superficie bajo tus pies? ¿Qué pensamientos pasan por tu mente?   Un paseo suave y atento te ayudará a relajarte.

Por otra parte, un paso más vigoroso que empuje tus límites puede ser energizante y relajante. En este caso, enfócate más en las sensaciones de tu cuerpo, como los latidos del corazón y la respiración, y en cómo responden tus músculos cuando los pones a prueba.

Podemos tener tensiones físicas y psicológicas cuando nos enfrentamos a momentos estresantes en la vida, y estas tensiones pueden alimentarse unas a otras. Sentirse tenso aumentará la tensión emocional y psicológica y viceversa. Por el contrario, la relajación física puede ayudar a aliviar el estrés psicológico, y calmar la mente puede ayudar a relajarse físicamente. Es mucho más fácil abordar los problemas de manera constructiva y positiva si la respuesta al estrés ya no está presente.

Aprender nuevas técnicas que permitan ambos tipos de relajación es una forma muy efectiva de aliviar el estrés.

CÓMO RELAJAR TU CEREBRO Y TU CUERPO

Si estás estresado y te preguntas cómo relajarte. Aquí hay algunos pasos rápidos para aliviar la tensión en tu cuerpo y mente.

Date cuenta de que necesitas relajarte

La mayoría de la gente busca resolver el estrés simplemente ignorándolo y creyendo que los factores de estrés pueden pasar rápidamente, incluso cuando crecen. Por eso, cuando se llega al punto de sentirse abrumado o estresado, no es raro que se te tome desprevenido sin saber que tienes que concentrarte en manejar el estrés de tu vida o de tu psique. Es importante aprender si estás estresado que necesitas relajarte.

Relájate físicamente

La relajación física del cuerpo contribuirá a aliviar el estrés, interrumpiendo y cambiando la reacción al estrés y evitando un ciclo de retroalimentación negativa.

Existen varias estrategias poderosas en su cuerpo para aliviar la tensión. Aquí hay algunas técnicas comunes de relajación física:

- Ejercicios de respiración
- Ejercicio
- Relajación muscular progresiva (PMR)

Relájate mental y emocionalmente

Tu experiencia de estrés involucra tus emociones y pensamientos. Puedes pensar que no puedes manejar tus pensamientos adecuadamente y por lo tanto experimentas un miedo que puede seguir tu respuesta al estrés e incluso mantenerla. A menudo puedes relajarte mentalmente explorando tus pensamientos.

Puedes aprender a relajarte mientras enfrentas tus factores de estrés: Lo siguiente te ayudará a entender mejor tus pensamientos y a cambiar este ciclo:

- Cambia tu pensamiento negativo a positivo.

- Trabaja para desarrollar un mayor optimismo.

- Averigua cuáles son tus distorsiones cognitivas, como el pensamiento de todo o nada, sacar conclusiones, centrarse en lo negativo, generalizar en exceso, etiquetar y "debería" declaraciones, así como la forma de corregirlas.

- Aprende a reformular tus pensamientos para que la forma en que percibes los posibles factores de estrés en tu vida sea menos estresante y más positiva.

Sentirás menos estrés general una vez que hayas aprendido a relajarte. El siguiente paso es aprender a relajarse cuando se trata de factores potenciales de estrés y aprender a relajarse rápidamente. Añadir características clave a tu estilo de vida te ayudará a acumular más energía para lidiar con los factores de estrés y a ser menos reactivo.

Lo siguiente te ayudará a construir una forma de relajarte y manejar el estrés de la vida más fácilmente:

- Hacer esfuerzos para vivir un estilo de vida de bajo estrés, como aprender ejercicios de respiración, meditación, hacer ejercicio regularmente, escribir un diario y cultivar relaciones.

- Aprender a ser más resistente emocionalmente.

Es importante aprender a manejar saludablemente el estrés. Cuando te sientas abrumado, o si tienes problemas para trabajar, busca asistencia médica si estás deprimido. Aprenderás técnicas de relajación que funcionan para ti de un profesional de la salud mental capacitado.

CAPÍTULO 5

DESPERTAR LLENO DE ENERGÍA

C ada momento del día, desde el momento en que abrimos los ojos hasta la última cosa que hacemos por la noche, se supone que es energético. Ser judío es saber que es un tiempo breve y que cada día nos da el inestimable regalo de la vida.

En la práctica, cuando suena nuestra alarma, no es fácil recordar todo esto a primera hora de la mañana, porque todo lo que hacemos es ir y venir (esto vale para adultos y niños). Aquí hay técnicas para nuestra energía e intención matutina, aprendidas a lo largo de 4000 años de sabiduría judía.

1. Disfruta del milagro de despertar

Empieza por replantear el acto mismo de despertar. En lugar de refunfuñar ante el insistente sonido del despertador, ¡tómate un momento para detenerte y apreciar el hecho de que nos hemos despertado! La próxima vez que te despiertes, haz una pausa y piensa en algo maravilloso: los complejos sistemas que alimentan nuestros cuerpos. Disfrutar de nuestra existencia es un milagro y puede ser suficiente para evitar volver a dormir.

En el judaísmo, tradicionalmente se dice una hermosa y corta oración de agradecimiento cuando uno se despierta: "*Modeh ani lefanecha, Melech chai vikayom, Shehechezarta bi nishmati b'chemla, Rabah emunatecha*": "Te agradezco, oh Rey vivo y eterno, porque has devuelto mi alma dentro de mí con compasión, ¡abundante es tu fidelidad!"

Esta hermosa declaración da las gracias al Todopoderoso por nuestra vida y nos hace saber que estamos despiertos para vivir otro día. Si te tomas un momento para entender el milagro de nuestras vidas, puedes hacernos más agradecidos, enérgicos, cambiando profundamente nuestra visión.

2. Empieza el día con gratitud

Hay un maravilloso conjunto de bendiciones matutinas en el judaísmo que nos permiten expresar y comprender cuántos regalos dados por Dios van en nuestra rutina de despertar y salir de la cama. Agradecemos a Dios por darnos la mañana y apreciamos nuestra capacidad de saber la diferencia entre la noche y el día.

¡Haz una pausa y disfruta de todos los milagros!

Bendecimos a Dios por muchas cosas aparentemente ordinarias que podría ser fácil pasar por alto: tener la gracia de ver, salir de la cama, y levantarse y caminar por la habitación. Estamos agradecidos de que Dios nos haya dado ropa para usar, por ser parte del pueblo judío, por ser libres y no esclavos. Con cada bendición, recordamos atesorar el increíble milagro de nuestra existencia. Todo esto se suma a una gran cantidad de gratitud, garantizada para infundir nuestra madrugada con agradecimiento y energía.

3. Nuevo día, nuevas posibilidades

La mañana comienza con una de mis oraciones judías favoritas: "Dios mío, el alma dentro de mí es pura. Tú la has creado, la has diseñado, la has respirado en mí, la has preservado dentro de mí. Me encanta que me recuerden que mi alma, mi esencia más íntima, viene y refleja lo Divino."

Independientemente de mis fracasos y el engaño en mi pasado, esta oración me recuerda que cada uno de nosotros tiene un alma pura y buena dentro de nosotros, y cada día nos da una nueva oportunidad de realizar nuestro potencial dado por Dios.

Significa que no estamos definidos por ningún error que hayamos cometido ayer o por ningún desafío que enfrentemos hoy. Recordar que todos hemos sido creados a imagen y semejanza de Dios, que representamos todas las posibilidades del amor infinito, puede ayudarnos a afrontar las dificultades que cada nuevo día trae consigo y a afrontar un nuevo día con confianza.

Estas oraciones nos recuerdan la importancia de las decisiones que tomamos, ya que se nos desafía y se nos pone a prueba, y no las abordamos solos.

4. Cuídate mucho

El gran filósofo judío Hillel escribió hace dos mil años: "¿Quién será para mí si no soy para mí mismo?" (Pirkei Avot 1:14); somos responsables en última instancia, tanto espiritual como físicamente de nuestro bienestar.

1 de cada 3 adultos no duerme lo suficiente diariamente, según los Centros para el Control y la

Prevención de Enfermedades. Todos deberíamos hacernos las preguntas importantes: ¿tenemos suficiente tiempo para dormir, comer saludablemente y hacer ejercicio? La mayoría de nosotros somos cuidadosos en asegurarnos de que nuestros hijos y otros estén seguros, pero no siempre para nosotros mismos.

Cuando llenamos nuestra mañana y nuestras vidas con entusiasmo y energía, esto significa que nos cuidamos adecuadamente, dándonos los recursos que necesitamos para despertar bien, para tener fuerza para cada día, y para vivir nuestras vidas en plenitud.

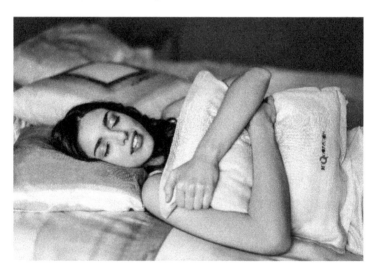

CAPÍTULO 6
MEDITACIÓN GUIADA PARA UN MEJOR DORMIR

L as dificultades para dormir están relacionadas con el estrés para muchas personas. El estrés puede desencadenar la ansiedad y el estrés, lo que dificulta el sueño. El estrés puede empeorar un trastorno del sueño ya existente.

La meditación puede ayudarte a dormir mejor. Puede calmar la mente y el cuerpo mientras mejora la paz interior como técnica de relajación. Cuando la meditación se realiza antes de acostarse, el insomnio y los trastornos del sueño pueden reducirse al mínimo fomentando la calma completa.

Habla sobre los diferentes tipos de meditación del sueño y cómo meditar para dormir mejor. También se deben considerar los beneficios y los riesgos potenciales.

¿Cómo puede ayudar la meditación con el sueño?

A medida que se medita, se producen diversos

cambios fisiológicos. Estos cambios inducen el sueño al influir en los procesos físicos. En el estudio de 2015 publicado por JAMA Internal Medicine Trusted Source, los investigadores estudiaron cómo la meditación afectaba a 49 adultos que sufrían de problemas moderados de sueño

Seis semanas de meditación y educación del sueño fueron asignadas al azar a los participantes. El estudio terminó con menos insomnio y menos fatiga diurna en el grupo de meditación.

La meditación ayuda potencialmente de varias maneras, según los investigadores. Los problemas de sueño con frecuencia se desencadenan por el estrés y la ansiedad, pero la meditación mejora la capacidad de relajarse. También mejora el control del sistema nervioso automático, reduciendo la rapidez con la que se despierta.

La meditación también puede:

- aumentar la serotonina (precursor de la melatonina).

- aumentar la melatonina (la hormona del sueño).

- reducir la frecuencia cardíaca.

- activar las partes del cerebro que controlan el sueño.

- disminuir la presión sanguínea.

En las primeras etapas del sueño, el cuerpo experimenta cambios similares. Al iniciar estos cambios, la meditación puede promover el sueño.

Cómo meditar

La meditación es una técnica fácil que puede ser practicada en cualquier lugar. No se necesitan herramientas o equipos especiales. Sólo se necesitan unos pocos minutos.

Sin embargo, se necesita práctica para establecer una rutina de meditación. Es más probable que disfrutes de sus beneficios si te das tiempo para meditar.

Estos son los pasos básicos de la meditación:

1. ncuentra un lugar tranquilo. Siéntate o acuéstate dependiendo de lo relajado que te sientas. Es preferible acostarse a la hora de dormir.

2. Respira lentamente, cierra los ojos. Exhala profundamente e inhala. Concéntrate en la

respiración.

3. Cuando un pensamiento aparece, déjalo ir y concéntrate en tu respiración. Ten paciencia contigo mismo cuando intentes usar la meditación del sueño. La práctica de la meditación es sólo eso... ¡una práctica! Comienza con 3 a 5 minutos de meditación antes de acostarte. Aumenta lentamente hasta 15 o 20 minutos. Tomará tiempo aprender cómo puedes calmar y tranquilizar tu mente. Veamos ciertas técnicas de meditación que parecen funcionar bien para el sueño y cómo hacer cada una de ellas

Meditación Mindfulness

La meditación sobre la atención requiere concentrarse en el momento. Esto se logra aumentando la conciencia, la respiración y la conciencia del cuerpo.

Si detectas una emoción o un pensamiento, sólo considéralo, y luego déjalo ir sin juzgarte a ti mismo.

Cómo hacer la meditación mindfulness:

1. Elimina todas las distracciones, incluyendo tu teléfono. Recuéstate en una posición cómoda.

2. Concéntrate en la respiración. Inhala durante diez recuentos, y luego aguanta la respiración durante diez recuentos. Exhala durante diez recuentos. Repite cinco veces.

3. Inhala y relaja tu cuerpo. Relájate e inspira. Repite cinco veces.

4. Observa tu respiración y tu cuerpo. Si una parte del cuerpo se siente tensa, relájate lentamente.

5. Vuelve a prestar atención lentamente a tu respiración cuando un pensamiento entra en tu mente.

Meditación guiada

La meditación guiada es cuando alguien más te guía a través de cada paso. Se te puede decir que respires o te relajes de ciertas maneras. O, puedes hacer que se visualicen las imágenes o los sonidos. Esta técnica también se conoce como imágenes guiadas.

Intenta escuchar una sesión de meditación guiada a la hora de acostarse. Aquí es donde puedes encontrar grabaciones:

- podcasts de meditación.

- servicios de streaming en línea, como Spotify.

- aplicaciones de meditación.

- tu biblioteca local.

Las directrices paso a paso que figuran a continuación ofrecen una visión general de cómo realizar una mediación guiada, pero los pasos exactos pueden diferir de una fuente a otra.

Cómo hacer una meditación guiada

1. Selecciona una grabación. Atenúa la luz del teléfono o del ordenador para escuchar la meditación guiada.

2. Empieza a escuchar. Recuéstate en la cama y respira lenta y profundamente.

3. Concéntrate en la voz del individuo. Lentamente enfócate en la grabación si tu mente divaga.

Meditación de escaneo corporal

Te concentras en cada parte de tu cuerpo durante la meditación de exploración corporal. El objetivo es aumentar la conciencia de tus sensaciones físicas. El acto de concentración te ayuda a relajarte, lo que puede ayudarte a dormir.

Cómo hacer la meditación de exploración corporal

1. Elimina todas las distracciones, incluyendo el teléfono, de tu cama. Recuéstate en una posición cómoda.

2. Respira lentamente, cierra los ojos. Siente el peso del cuerpo en la cama.

3. Concéntrate en tu cara. Afloja los ojos, la mandíbula y los músculos faciales.

4. Muévete hacia tu hombro y tu cuello. Relájelos.

5. Baja por tu cuerpo y mueve tus dedos y extremidades. Continúa hacia tu estómago, tu espalda, tus caderas, piernas y tus pies. Nota cómo se sienten cada una de las partes.

6. Vuelve a centrarte en tu cuerpo si tu mente divaga. Puedes repetir desde los pies hasta la cabeza si quieres.

Otros beneficios de la meditación

Dormir bien es sólo uno de los beneficios de la meditación. Cuando se hace regularmente, la meditación también puede:

- Aliviar el estrés.

- Reducir la ansiedad.

- Mejorar el estado de ánimo.

- Aumentar la concentración.

- Reducir los antojos de tabaco.

- Mejorar la cognición.

- Controlar la presión arterial alta.

- Reducir la inflamación.

- Mejorar la salud del corazón.

- Mejorar la respuesta al dolor.

¿Hay algún riesgo?

La meditación suele ser una práctica de bajo riesgo. Para la mayoría de las personas, generalmente se considera saludable.

Sin embargo, la meditación puede causar efectos secundarios indeseables si tienes un historial de enfermedad mental. Esto puede incluir:

- Derealización

- Mareos

- Aumento de la ansiedad

- Despersonalización

- Cambios intensos de humor

Estos efectos secundarios son raros. Es mejor hablar con tu médico antes de intentar la meditación si te preocupa la posibilidad de que se produzcan efectos secundarios.

A muchas personas les cuesta dormir y les resulta difícil. El estrés y una mente hiperactiva también dificultan el buen sueño. Las investigaciones han demostrado que la meditación puede relajar la mente y mejorar la calidad del sueño.

Fíjate que la meditación no sustituye a las buenas prácticas de sueño, aunque puede mejorar tu sueño. Para garantizar que duermas rápidamente, apaga los aparatos electrónicos, mantén tu habitación fresca, tranquila y silenciosa, y evita la cafeína y las comidas copiosas antes de acostarte.

CAPÍTULO 7
BENEFICIOS DE LA HIPNOSIS DEL SUEÑO PROFUNDO

Para mantener la mente y el cuerpo descansados y energizados, es necesario dormir la cantidad adecuada. El cuerpo no puede funcionar correctamente sin dormir lo suficiente. Esto afectará a otros sistemas de órganos del cuerpo. El estrés y el insomnio pueden provocar un problema más grave, y pueden producirse otros problemas de salud mental. La solución a este problema puede ser la hipnosis de sueño profundo.

El sueño es importante para el metabolismo y el procesamiento general del cuerpo, y para la integración de las emociones. Cada individuo tiene su propio patrón de sueño y técnicas de meditación para lograr la relajación profunda.

El sueño profundo es un patrón de sueño que una persona necesita. Se aplica más específicamente a los que están involucrados en tareas más duras y agotadoras. La hipnosis profunda para el sueño es para muchos una forma de calmar, aumentar la fuerza y relajar el cuerpo todos los días.

La hipnosis de sueño profundo permite que el cuerpo se duerma gradualmente y logre una relajación profunda. Elimina la lucha que algunas personas enfrentan cuando tratan de dormir, particularmente cuando tienen insomnio.

Debes ser consciente de los beneficios de la hipnosis de sueño profundo antes de usarla:

1. Ayuda a mantener el corazón sano.

Mantener un corazón sano es uno de los beneficios comunes de la hipnosis de sueño profundo. Un buen sueño nocturno ayudará al corazón a reconstruirse durante la noche para que esté reenergizado por la mañana y fortalecido. El sueño ayuda al cuerpo a relajarse y mantiene la sangre circulando bien.

2. Puede mejorar el sistema inmunológico.

Muchas personas, en particular las que tienen una carrera, recurren a la hipnosis de sueño profundo para fortalecer aún más su sistema inmunológico. Muchos empleados suelen estar privados de sueño, ya que a menudo se abstienen de dormir, especialmente cuando sienten que tienen que hacer del trabajo una prioridad antes que sus necesidades personales, incluido el descanso.

3. Puede mejorar la memoria y la creatividad.

La falta de sueño hará que tu vida diaria tenga muchos vacíos. Es porque no te refrescaste durante la noche y no pudiste descansar. Otra razón por la que la hipnosis de sueño profundo es beneficiosa. Esto proporcionará a tu cuerpo una profunda relajación para mejorar tu creatividad y memoria.

Una buena noche de sueño te mantendrá inteligente y agudo. Es porque el flujo sanguíneo adecuado puede circular eficientemente por tu cerebro para refrescarlo y ayudarte a funcionar adecuadamente.

4. Puede prevenir la obesidad.

La deficiencia de sueño ralentizará tu metabolismo, llevando a la obesidad con el tiempo. Cuando envejecemos, el metabolismo de nuestro cuerpo se ralentiza, y no dormir lo suficiente es una de las razones por las que aumentamos de peso.

Los que están a dieta suelen optar por la hipnosis de sueño profundo para ayudar a evitar que coman mucho por la noche.

5. Puede aliviar la depresión y el estrés.

La hipnosis es conocida como un tratamiento natural para las disfunciones físicas, mentales, emocionales y de comportamiento. En este sentido, el sueño profundo mejorará el estado mental y de comportamiento de tu cuerpo en tus actividades diarias.

6. Energiza el cuerpo.

Durante el sueño, el cuerpo tiene como objetivo reemplazar la energía que consume. La energía en tu cuerpo es la batería del cuerpo. Puedes funcionar con facilidad si estás energizado.

7. Promueve el buen humor y las posibilidades.

Si estás experimentando depresión, estrés u otras dificultades físicas porque no duermes lo suficiente, deberías probar la hipnosis de sueño profundo. Sus ventajas son rentables y fiables. Es un remedio natural, por lo que no tiene que pensar en ningún efecto secundario excepto el positivo

Recuerda también que un buen cuidado de la salud mental llevará a un mejor cuerpo en su conjunto. Es necesario dormir lo suficiente para refrescar y rejuvenecer las células.

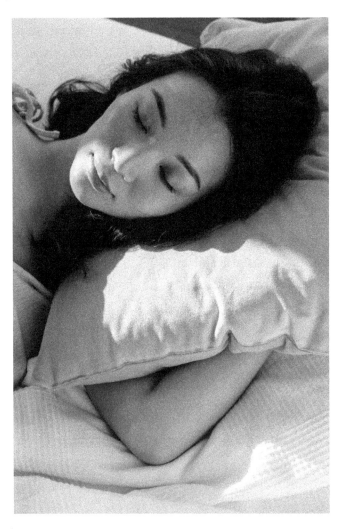

CAPÍTULO 8

AFIRMACIONES PARA UN
DORMIR PROFUNDO Y PACÍFICO

Al final de un largo día, imagina que cierras los ojos y no te llevas el estrés para dormir. ¿Qué tan bueno sería despertar sintiéndose refrescado en la mañana - cuerpo, mente, alma? ¡Eso es lo que necesitas! Te mereces el resto. Usar estas frases positivas para dormir te llevará a un estado mental de paz para que puedas tener el descanso que tu cuerpo necesita.

Recuerda, haces espacio para lo que quieres con cada nuevo pensamiento positivo.

Sigue haciendo de la paz una prioridad, cada vez que repitas una de estas frases positivas. Y haces que el sueño tranquilo sea más real.

Las afirmaciones son herramientas perfectas para interrumpir viejos o pesimistas patrones de pensamiento. Puedes hacer nuevos caminos neuronales en tu cerebro usando este tipo de pensamiento positivo, reforzando las creencias que te sirven y prestando menos atención a lo que te estresa, y te mantiene despierto por la noche.

Repetir esta afirmación a la hora de dormir es como decirle al cuerpo que está bien descansar. Está bien pensar en algo bueno y de apoyo. Puedes sentirte bien al final de un largo día.

"El sueño es la mejor meditación". - Dalai Lama

Un par de consejos te ayudan a aprovechar al máximo tus afirmaciones sobre la hora de dormir:

- Elige la afirmación que se sienta más cercana a tu realidad actual. Puedes decir "Estoy dispuesto a creer".

- Justo antes de que estés a punto de dormirte, repítelo varias veces. Sólo repite la afirmación principal o selecciona las frases que más resuenen contigo.

- Lee y disfruta lentamente. Siente la energía y los espacios entre las palabras. Visualiza lo que las palabras significan para ti.

- Presiona cada dedo suavemente con el pulgar de una mano, y luego con la otra, hasta que se completen diez repeticiones.

Lo que digas a la hora de acostarte, úsalo mañana por la noche y la noche siguiente. O bien, selecciona una frase cada noche y rótalas todas hasta que empiecen de nuevo en el número 1.

Cree en ti mismo, lo más importante. Cree que puedes dormir y que te sientes bien durmiendo. Estás de vuelta en casa, es tu mundo, y te sientes en paz dentro de ti mismo.

AFIRMACIONES TRANQUILIZANTES PARA LA HORA DE IRSE A LA CAMA

• Lo suelto hoy.

Dejo de lado la preocupación, la ira, el miedo y la culpa. Libero el estrés y las ansiedades. Libero el peso sobre mis hombros y la carga de hoy. Dejo ir los malos pensamientos y mantengo los felices. Encontraré la libertad de conocer la paz y la alegría en mi sueño.

• Lo perdono todo.

Lo que ha pasado ha sido así, y no hay otra forma de que lo haya dejado pasar. Así que lo dejé ir, y dejé que la vida fuera como es. Perdono a la gente, y me perdono a mí mismo por la situación. Confío en la vida.

- Tengo permiso para dormirme.

Esta noche, me permito cerrar los ojos, y mañana me despierto renovado. Me meteré en la cama para pasar una buena noche de sueño. Mi mente, cuerpo y alma son dignos de su descanso

Lo que hice hoy es apropiado y tengo suficiente tiempo para descansar.

- Ahora entro en un lugar de sueño profundo y reparador.

Mi dormitorio es un lugar de relajación y paz. Cuando entro en esta habitación y me voy a dormir por la noche, los pensamientos de hoy empiezan a suavizarse de forma natural. Aligera mi carga y el sueño viene.

- Estoy agradecido.

Estoy agradecido por esta vida. Estoy agradecido por aquellos que han sido mis maestros. Me alegro de que la vida haya traído lecciones. Por el amor que recibo, doy y comparto, estoy agradecido. Estoy agradecido por la luz del día. Estoy agradecido por el silencio de la noche en el que duermo tranquilamente esta noche.

- Acepto mis sueños.

Mis preocupaciones se desvanecen a medida que la noche se hace más oscura. Duermo cómodamente y me doy cuenta de que he hecho todo lo que he podido hacer por hoy. Abrazo mis sueños porque una nueva luz y fuerza vendrá mañana.

Con mis sueños cerca de mi corazón, me duermo y todo está bien.

- Que mi sueño sea tranquilo.

Que mi alma despierte a las infinitas posibilidades de felicidad en mi vida.

- Invito a las cualidades del buen sueño.

Doy la bienvenida a la paz en mi casa. En mi corazón, invito a la luz. La felicidad, el amor y el consuelo habitan en mi alma. Mi mente está quieta, y mi espíritu está contento. Estoy relajado, tranquilo. Doy la bienvenida a una buena noche de sueño con gratitud.

- Elijo la paz.

Elijo la paz. Cerré los ojos y elegí ver de nuevo, más allá de mi vista física. Mi objetivo es la paz. La paz comienza conmigo, y en mi alma, hay paz.

"Nada puede perturbar la tranquila paz de mi alma." - Jiddu Krishnamurti

- Estoy en armonía con el universo.

Sincronizo el ritmo del universo con los latidos de mi corazón. He estado en paz con la noche y el día. Actualmente no hay separación, sólo un latido, lenta y pacíficamente late.

AFIRMACIONES PARA PREVENIR EL INSOMNIO

Conoces la frustración de dar vueltas durante horas que eventualmente sucede si eres uno de los muchos adultos que tienen dificultades para conciliar el sueño cada noche. Hemos compartido diez afirmaciones sobre el sueño a continuación. Elija una afirmación para repetirla cada noche, tómese de cinco a diez minutos para dejarla caer. Puede que quieras poner una mano en tu corazón o en tu estómago como mecanismo de autoconsuelo.

No te preocupes si surge una distracción, sólo vuelve a la afirmación. Lo que es vital es que te sientas verdadero. Puedes modificarlo como quieras.

Hice lo mejor que pude hoy, y estoy dispuesto a perdonar el resto..

Lo mejor de mí es suficiente, y todo es digno de ser perdonado. Estoy listo para probar esta convicción: Hice lo mejor que pude. Perdono el resto. Es hora de dejar ir.

Todo está bien, y me apoyan.

No tengo que resolverlo todo, no todo de una vez, y no esta noche. El silencio de la noche responde a mis preguntas. Con absoluta claridad, creo que todo lo que necesito me será revelado. El descanso es lo mejor en este momento.

Una facilidad está en el aire.

La paz se filtra con cada respiración del corazón, llenándome de apertura. Tengo un sentimiento de alegría pura; una conciencia pura que abruma todas mis preocupaciones. Mi frente se suaviza. El sueño me llega fácilmente ahora.

Creer en lo que es posible.

Abrazo cada onza de mi potencial. No tengo que ver todo el camino. Cuando deba dejarlo ir, aprenderé cómo. Cuando deba adaptarme, lo haré. Acepto todas las cosas buenas que están en camino ahora.

Se me permite estar en el momento presente.

Me libero de la atracción de hoy, ayer y mañana. La pureza de este momento es donde estoy destinado a estar. A medida que me sumerjo en una presencia profunda, cada capa de mí se vuelve más ligera.

Soy más que mis pensamientos.

Los pensamientos dentro de mi cabeza no definen quién soy. Soy más que sus mensajes. Soy el que oye, el que es testigo. Qué alivio: el pensamiento es un pensamiento, y no yo..

Libero toda la negatividad emocional.

Aflojo los lazos que me unen a un pasado traumático. No siento el dolor. No puedo aceptar la negatividad. Acepto lo que está conmigo aquí y me deshago de toda ilusión. Para ganar la libertad, acepto y libero la negatividad.

Mientras inhalo la paz, exhalo para liberar.

Cada inhalación aporta una energía rica y equilibrada. Respiro y encuentro las áreas que anhelan ser liberadas.

Cada exhalación me acerca a la paz.

Descanso dentro de una pausa.

Una cierta calma domina mi vida entre ahora y mañana. Dejo de dar vueltas, mi alma me agradece este respiro.

Soy lo suficientemente ligero para que el sueño me lleve.

Mi viaje para dormir incluye liberar todo lo que no tengo que hacer. Cuanto menos lleve, más ligera seré. Aligero mi carga; no me cargo. Mientras dejo caer cada carga, es más fácil para el sueño llevarme a casa.

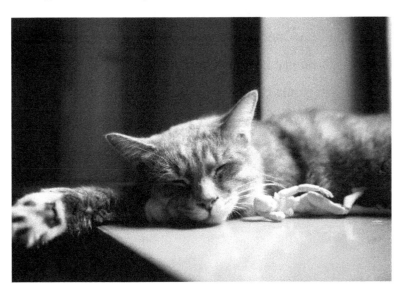

CONCLUSIÓN

Lo vemos en las noticias - la gente que usa ayudas medicinales para dormir puede sufrir efectos secundarios. El sistema está diseñado para el procedimiento + facturación = resultados, en lugar de una salud óptima. Sin embargo, hay algunas formas más naturales de tratar tu falta de sueño antes de ir al médico.

Asegúrate de practicar buenos hábitos de sueño antes de cualquier otra cosa. Saca la televisión y otras distracciones de tu habitación, oscurece las ventanas y consigue una máquina de ruido blanco si la necesitas. Vete a la cama a la misma hora todos los días y revisa tu dieta. Asegúrate de tomar mucha agua y hacer ejercicio durante el día.

Si ninguna de estas cosas funciona, la hipnosis de sueño puede ayudar - más del 58 por ciento de las personas la encuentran útil y el 81 por ciento de ellos han encontrado que el sueño profundo ha aumentado significativamente. Los remedios alternativos deben probarse primero.

Si disfrutaste de este libro, por favor, hazme saber tus opiniones dejando una pequeña reseña en Audible... ¡Gracias!

¿Tienes problemas para dormirte y conseguir el descanso que necesitas?

¿Te causa problemas y te deja sin energía?

¿Estás listo para probar un remedio natural que realmente puede ayudar?

Dormir lo suficiente y de calidad es esencial para mantener nuestros cuerpos y mentes en buenas condiciones, listos para enfrentar el día siguiente. Cuando no dormimos, puede causar muchos problemas, con la concentración y nuestra capacidad para rendir al máximo en la cima de la pila. Algunos creen que la medicación es la respuesta, **pero hay una alternativa.**

En este libro, **Hipnosis de Sueño Profundo**, encontrarás todos los consejos relevantes que necesitarás para ayudarte a conseguir un descanso vital, con capítulos que cubren:

• **Cómo quedarse dormido al instante**

• **Cómo el estrés afecta a nuestros cuerpos y a nuestros patrones de sueño**

• **Diferentes tipos de trastornos del sueño**

- Cómo funciona la hipnosis de sueño profundo

- Meditación guiada para un mejor sueño

- Los mejores consejos para relajar la mente y reducir la ansiedad

- Afirmaciones a la hora de dormir para prevenir el insomnio

- Cómo despertarse lleno de energía cada mañana

Si dormirse y obtener lo suficiente ha sido un desafío para ti en el pasado y quieres evitar la necesidad de tomar medicamentos, **este libro es la lectura perfecta que ofrecerá una solución completamente natural y altamente efectiva.**

¡Desplázate hacia arriba y haz clic en Añadir a la cesta para conseguir tu copia ahora!